DE

LA DÉMENCE

DANS SES RAPPORTS AVEC L'ÉTAT NORMAL

DES

FACULTÉS INTELLECTUELLES ET EFFECTIVES

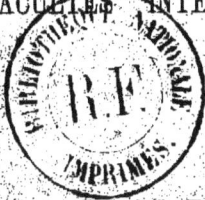

PAR

Le Dr Paul MOREAU (de Tours)

Membre titulaire de la Société médico-psychologique.

PARIS

ASSELIN, LIBRAIRE DE LA FACULTÉ DE MÉDECINE

PLACE DE L'ÉCOLE-DE-MÉDECINE

1878

DE LA DÉMENCE

dans ses rapports avec l'état normal

DES

FACULTÉS INTELLECTUELLES ET AFFECTIVES

DE

LA DÉMENCE

DANS SES RAPPORTS AVEC L'ÉTAT NORMAL

DES [1]

FACULTÉS INTELLECTUELLES ET AFFECTIVES

PAR

Le Dr Paul MOREAU (de Tours)

Membre titulaire de la Société médico-psychologique.

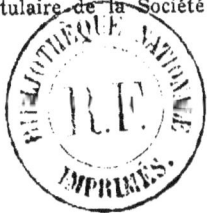

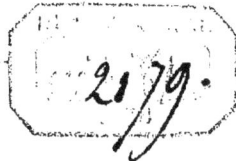

PARIS

ASSELIN, LIBRAIRE DE LA FACULTÉ DE MÉDECINE

PLACE DE L'ÉCOLE-DE-MÉDECINE

—

· 1878

DE LA DÉMENCE

dans ses rapports avec l'état normal

DES FACULTÉS INTELLECTUELLES ET AFFECTIVES

Le but de ce travail est d'étudier l'état de *démence* exclusivement sous le rapport des nuances variées, des modifications superficielles ou profondes des facultés intellectuelles et affectives, par lesquelles comme par autant de points analogiques, ce genre de délire se rattache à l'état dit normal de ces facultés.

« En physiologie (1) l'action des organes, le mécanisme d'une fonction quelconque ne peuvent être sainement appréciés qu'à l'aide des données fournies

---

(1) MOREAU DE TOURS. Thèse de Paris, 1830. *De l'influence du physique relativement au désordre des facultés intellectuelles,* etc. On nous permettra bien de le faire remarquer en passant, que c'est cet auteur qui a, on peut le dire, inauguré le mouvement de réaction contre les idées alors et depuis longtemps régnantes, d'un délire (*chronique et sans fièvre*) essentiel, purement psychique, indépendant de toute condition matérielle pathologique.

Moreau.   1

par l'anatomie comparée et la pathologie : en psychologie on n'arrivera à quelques notions sur l'objet de cette science qu'autant qu'on leur donnera pour point de départ et pour base : 1° l'étude des nuances sans nombre qu'offrent les fonctions cérébro-intellectuelles dans la série animale, l'examen analytique du développement gradué des facultés psychologiques dans les individus placés sur chaque degré de l'échelle, examen d'après lequel on voit ces facultés correspondre en proportion bien déterminée à telle ou telle quantité, à des dispositions particulières de la substance cérébrale, on les voit grandir avec les diverses parties de la masse encéphalique... 2° les états variés et en quelque sorte les diverses phases d'animalité que parcourt le fœtus humain avant d'atteindre le summum du développement de son organisation physique et morale. »

A qui l'étudie pour la première fois sous ce point de vue, le mécanisme des fonctions intellectuelles se présente sous un jour nouveau, avec des formes étranges. Il est vrai que l'esprit ne peut se rendre compte de ce qu'il observe, mais il a reconnu dans ce qu'on appelle *Faculté mentale* des caractères essentiels, un mode d'être dont la conception cadre peu ou en aucune façon avec les idées généralement admises. Il reconnaît qu'il peut y avoir des modifications intellectuelles qu'il ne saurait s'expliquer, mais que lui révèlent des faits irrécusables.

« Certaines gens se montrent d'une incroyable opiniâtreté à nier des faits que nous voyons se reproduire chaque jour dans nos maisons d'aliénés, ils ne veulent et ne peuvent pas admettre l'existence d'impulsions irrésistibles, de *volonté lésée toutes les autres puissances intellectuelles restant intactes*. Absurdités palpables, disent-ils, expressions vides de sens, nées dans l'ignorance des plus simples lois de l'intelligence. L'esprit est essentiellement *un* : perception, mémoire, jugement, volonté, n'indiquent rien autre que les actes variés d'un seul et même être qui perçoit, se souvient, juge et veut. Vous ne pouvez admettre de lésion partielle, isolée de l'une des facultés, le dérangement de l'une d'elles implique nécessairement celui de toutes les autres... » (thèse citée).

Ces préventions je les conçois sans peine, d'autant que j'avoue les avoir partagées avant d'avoir observé sérieusement des fous. Elles étaient la conséquence naturelle des notions que l'on puise dans les auteurs sur la constitution morale de l'homme. Qui n'est porté à repousser comme improbable, inadmissible, ce qui heurte ses principes, ou du moins ce qui lui a été donné *par le maître* et qu'il a reçu comme tels ? Cette confiance imprudente lors même que les faits seuls, naïvement observés m'eussent suffi à m'en faire sentir tout le ridicule, n'eût pu tenir devant l'étude la plus superficielle des phénomènes d'anatomie comparée que je vais exposer brièvement.

CONSIDÉRATIONS ANATOMIQUES

Les divers appareils organiques dont l'ensemble, l'enchaînement d'action constitue l'économie humaine, n'arrivent à leur *summum* de développement, à un état permanent et fixe qu'en revêtant successivement les formes variées sous lesquels ces mêmes appareils se montrent dans les individus placés à des degrés de plus en plus élevés de l'échelle animale. La simple masse celluleuse du polype est la matière première, l'élément primitif qui variablement modifié donne, sous des formes de plus en plus complètes, les systèmes de la nutrition, de la respiration, do la circulation, etc.

1° Dans l'évolution du système chargé des phéno‑mènes intellectuels, (système cérébro‑spinal,) la nature a procédé d'après un plan identique à celui dont l'empreinte s'observe dans l'ensemble de l'animalité. A telle époque de la vie fœtale, le cerveau, dans ses formes extérieures correspondait exactement à celui de telle classe d'animaux : un peu plus tard, de telle autre classe venant immédiatement après, et ainsi de suite sans jamais dévier de la ligne.

Le fœtus humain se classe donc successivement et d'une manière constante, aux différents degrés de l'échelle dont il doit occuper le sommet. Par une addition toujours croissante de substance médullaire, la cause créatrice en fait, successivement, un être jouissant d'une somme d'intelligence de plus en plus forte, un polype, un infusoire... enfin un homme.

N'est-ce pas le sentiment de cette vérité d'observation qui a fait dire à Melanchton : « Etre un homme et ne l'être pas il y a si peu de différence, qu'en vérité il n'y a pas de quoi être fier. » (1)

Sans doute, nous ne pouvons constater en fait quelle quantité d'intelligence correspond aux diverses modifications de la masse encéphalique : les investigations du scalpel et même du microscope ne vont pas jusque-là. L'existence du fœtus nous est dévoilé sous des rapports presque exclusivement physiques, si l'on en excepte quelques phénomènes bornés, indices obscurs de la sensibilité ; encore est-il un temps où nous ne pouvons saisir en lui qu'un amas presque informe de matières.

Quoi qu'il en soit, on ne peut, si l'on veut tenir compte d'inductions analogiques rigoureuses, ne pas admettre qu'aux diverses époques du développement de l'organe cérébral, les facultés auxquelles cet organe est préposé ne subissent des modifications en rapport avec les altérations matérielles. Dans l'opinion contraire, il faudrait partir de la supposition inadmissible que les fonctions du système nerveux ne commencent à s'exécuter que lorsque ce système a acquis son maximum de développement.

---

(1) Melanchton. *In corpus reformatorum de Bretschneider,* Brunswich et Leipsich, 1834-1860.

Mais alors, ne serait-ce pas, contre l'observation la plus claire et la plus vulgaire, attribuer à ces fonctions une existence isolée, complètement distincte des organes, créer une véritable *entité* physiologique ?

Niera-t-on que le moral comme le physique offre des périodes bien tranchées de croissance et de dépérissement ?

« Avec l'âge, dit Montaigne, (1) la vivacité, la promptitude, la fermeté et autres parties bien plus nostres, plus importantes et essentielles, se fanissent et s'allanguissent. »

De même aussi dit le poëte latin :

> Ubi jam validis quassatum est viribus ævi
> Corpus, et obtusis ceciderunt viribus artus,
> Claudicat ingenium, delirat linguaque, mensque (2).

Ce qui se passe après la naissance indique ce qui a dû être pendant la vie fœtale. La nature suit une marche uniforme et ne procède point par bonds, « natura non facit saltus. » De la plus simple agrégation moléculaire, germe fécondé de l'organisme, une chaîne non interrompue de phénomènes distincts des propriétés générales de la matière conduit jusqu'à l'instrument mystérieux des plus vastes et des plus sublimes conceptions. Parce qu'un certain nombre d'anneaux sont hors de notre portée, il serait peu rationnel d'en nier l'existence.

(1) Montaigne. *Essais.* L. I, chap. LVII.
(2) Lucrèce. III, p. 452.

Dans tous les organes autres que ceux de l'appareil intellectuel, les phénomènes fonctionnels ont lieu dès le principe de leur formation. Cette proposition est l'expression pure et simple du fait même de leur existence, car il est évident que la condition absolue de l'existence de l'organisme réside dans l'action ou les fonctions des organes dont il est l'ensemble. S'il est vrai de dire que nous n'assistons point aux mystères de la formation primitive, que les premiers pas de la nature nous sont absolument inconnus, il l'est également qu'aussitôt que les différents appareils deviennent accessibles à nos sens, ils remplissent déjà des fonctions, incomplètes eu égard à ce qu'elles devront être par la suite, complètes relativement à l'état actuel de l'organisme. Par exemple, dès que l'appareil sécréteur de la bile se dessine dans le groupe des autres appareils, déjà s'exécute régulièrement la sécretion biliaire ; ainsi des autres... A quel titre le cerveau dans son évolution fonctionnelle, ferait-il exception aux lois communes ?

Il faut donc envisager la vie, dans les animaux, sous deux points de vue distincts :

1° Eu égard à l'individu pris *isolément*.

2° Eu égard à ce même individu considéré comme *partie* d'un grand tout, de l'animalité en général.

Sous les deux points de vue, la vie est le résultat, ou si l'on veut, l'expression, le fait exprimé des phénomènes de composition et de décomposition : composition et décomposition de simples molécules dans

le premier cas, dans le deuxième de groupes molé-
culaires qu'on nomme organes. De là, deux ordres
de phénomènes, c'est-à-dire, d'une part mouvement
organique par lequel l'économie en général ou un
organe en particulier croît, se développe, tend vers
l'état de perfection qui lui a été dévolu, ou bien dé-
croît, se détériore et est entraîné vers le terme au-
delà duquel il passe sous l'empire de nouvelles lois.
D'une autre part, évolution graduée des diverses
parties constituantes de l'organisme, par laquelle
l'individu se classe, successivement à des degrés
supérieurs de l'échelle, ou bien descend à des degrés inférieurs par le retranchement de ces mêmes
parties.

D'après ce qui précède, il serait donc vrai de dire
qu'un individu pris dans un des degrés mitoyens de
la série animale est, si j'ose m'exprimer ainsi, un
amalgame des êtres placés au-dessous de lui ; que
l'homme, ainsi que je le disais plus haut, résume
dans sa personne ou son individualité, tout ce qui,
dans des régions inférieures à la sienne, est organisé
et doué de vie : c'est ce dont la simple observation
anatomique m'a précédemment fourni des preuves
matérielles, relativement au système nerveux, et à
l'appui desquelles je citerai encore les suivantes :

En descendant dans l'échelle animale, nous obser-
vons qu'à chaque degré, à chaque pas que nous fai-
sons, le cerveau se mutile et perd quelques-unes
de ses parties. De semblables mutilations, une di-
minution progressive s'effectue dans les facultés

mentales. De telle sorte que pour avoir sous le rapport moral telle ou telle classe d'animaux, il suffira
de retrancher telle ou telle portion de la masse encéphalique. Ainsi de mutilations en mutilations, de
retranchements en retranchements, nous arrivons,
en voyant passer sous nos yeux successivement et
dans un ordre parfaitement en harmonie avec l'observation de toutes les classes d'animaux les plus
inférieurs, de moins en moins intelligentes, nous
arrivons dis—je jusqu'à ces êtres obscurs chez lesquels la vie intellectuelle jette des lueurs si pâles
que l'on doute s'ils appartiennent au règne animal
plutôt qu'au règne végétal.

Le même phénomène se reproduit dans tous les
systèmes de l'organisme. C'est ainsi que l'on voit se
simplifier les appareils de la nutrition, de la respiration, de la circulation, etc..... depuis le tube ali-
mentaire de l'homme et tous ses accessoires, ses
poumons, son cœur, ses conduits vasculaires, etc...
jusqu'au sac à une seule ouverture de l'actinie, à la
masse celluleuse de l'amibe, propre exclusivement
à des phénomènes d'imbibition.

Concluons des faits que nous venons d'exposer
que les facultés mentales, le *moi*, cette unité dans
laquelle elles se fondent toutes ne sauraient être cir-
conscrites dans le cercle étroit d'une seule classe
d'êtres qu'on appelle *Hommes :* leur sphère n'a
d'autres bornes que celles du monde organique vi-
vant; c'est le fait intellectuel de l'animalité tout
entière : quoique sous des proportions moindres et

modifiées variablement, ce sont toujours elles qui apparaissent là où il y a trace d'organisation.

Si l'on ne perd point de vue ces données, l'homme moral, lorsque nous signalerons en lui accidentellement certains traits propres aux êtres inférieurs ne sera plus si dédaigneusement considéré comme une chimère, une fiction absurde, etc... On concevra qu'il puisse être assimilé, parfois, aux autres animaux, quant à l'influence réciproque de ses facultés intellectuelles et affectives, et offrir le mélange incompréhensible et bizarre des caractères distinctifs de l'espèce à laquelle il appartient et d'autres inhérents à des espèces inférieures. On comprendra à quelles variations peut être sujet le principe auquel, selon Ad. Smith (1) « nous rapportons nos facultés morales, soit que nous les envisagions comme une modification de la raison, ou comme un instinct primitif appelé *sens moral*, ou comme dépendant de *tout autre principe* inhérent à notre nature. Facultés que nous ne pouvons douter nous avoir été données pour *diriger notre conduite*, dans le cours de notre vie..... dans lesquelles nous trouvons des marques évidentes d'autorité qui prouvent qu'elles ont été mises en nous pour être les *arbitres* suprêmes de nos actions, pour surveiller nos passions, nos sentiments, nos appétits et nous *mettre en état de juger* jusqu'à quel point nous devons nous y livrer ou en réprimer l'excès : dont l'office propre est de juger,

(1) Ad. Smith. *Recherches sur la nature.*

d'administrer l'éloge ou le blâme à tous les autres mouvements de l'âme, à tous les actes des autres facultés dont nous sommes doués. »

Sans doute une distance prodigieuse, sous le rapport moral, sépare l'homme des animaux qui l'approchent le plus. Mais, sur quelles preuves établira-t-on l'anéantissement absolu du libre arbitre chez ces derniers? Peut-on leur en refuser un *identique* quant à sa nature, mais subissant des modifications plus ou moins profondes, suivant des rapports exigés par l'état des autres facultés mentales ?

« En rétrogradant dans la série animale, dit M. Jouffroy (1), on perd les traces de spontanéité et d'ensemble, les déterminations rentrent de plus en plus sous les lois de la nature, les actes s'enchaînent de plus en plus étroitement, à un ordre raisonnable et fixe; au fur et à mesure que la liberté se cache, les actes, c'est-à-dire ce qui est appréciable dans les facultés mentales, s'isolent les uns des autres et semblent dirigés à part. Cet état d'indépendance prend à nos yeux les caractères de la *nécessité* ou *non liberté* tandis qu'au fond, ce n'est qu'une *véritable modification, une modification d'affaiblissement de cette même liberté.* »

Admise une origine commune des facultés morales, ne peut-on supposer un concours de circonstances telles que les différences qui apparaissent d'une classe d'animaux à une autre classe, sous le

(1) Jouffroy. *Mélanges philosophiques.*

rapport du libre arbitre, tendent à s'effacer plus ou moins complètement. Nous avons vu que les différences, quelque tranchées qu'elles soient, se lient à des conditions matérielles si légères qu'elles nous échappent presque. Nous savons en outre que, pour la moindre cause, il peut être dérogé aux lois ordinaires de l'organisme.

CONSIDÉRATIONS PHYSIOLOGIQUES

Les facultés morales influencées 1° par les changements organiques coïncidant avec les différentes périodes de l'âge, 2° par les altérations spéciales auxquelles le système dont elles découlent est exposé, soit héréditairement, soit accidentellement, par des causes éloignées ou immédiates, peuvent éprouver des modifications qui les affectent plus ou moins profondément, mais toujours dans leur *ensemble*, *uniformément* et les constituent dans un état d'anomalie général et habituel.

Sous plus d'un rapport, cet état se rapproche de la lésion intellectuelle que je signalerai par la suite. Il importe que nous jetions sur lui un coup d'œil rapide.

PROGRÈS DE L'AGE. — Mon intention n'est pas de suivre en quelque sorte, pas à pas, les changements nombreux que les progrès de l'âge impriment aux facultés morales. Je prends l'homme tel qu'il est, à des périodes bien distinctes de sa vie, dans l'enfance, dans l'âge adulte, pendant la vieillesse. Des nuances presque infinies caractérisent chaque période et séparent en différents groupes des individus unis entre eux par des caractères fondamentaux.

1° ENFANCE. — A mesure que l'enfant grandit, on voit paraître en lui des sensations rapides mais peu profondes, éphémères, une imagination, une mémoire faciles à mettre en jeu, mais peu sûres et presque stériles, faute d'un principe qui sache employer convenablement les matériaux amassés par elle : son attention est légère et difficile à captiver ; Il y a de l'hésitation, de l'incertitude dans la faculté de juger qui subit, tour à tour, les influences les plus variées, se laisse entraîner par les opinions les plus contradictoires : il lui est impossible d'arrêter longtemps son attention sur un même sujet, de réfléchir avec calme, d'écouter dans le silence et le recueillement la voix de la conscience ; il manque en un mot de la comparaison qui rapproche les idées, de la réflexion qui les mûrit, du raisonnement qui délibère et du jugement enfin qui décide ou prononce.

C'est par instinct ou par sentiment que l'enfant pense et se conduit : ses sentiments ont le même caractère d'inconstance et de légèreté qu'on remarque dans son intellect. Une grande instabilité dans les affections, que les causes les plus insigni-

fiantes font naître, poussent brusquement à un haut
degré d'énergie, qui disparaissent avec la même
facilité pour faire place à des affections d'une nature
opposée, des désirs variables à l'infini, une volonté
impatiente d'être obéie, versatile et capricieuse à
l'excès, nul souci de l'avenir, la domination exclu-
sive des sensations du moment, tout entier au présent, il ne sent que le plaisir ou la peine de sa situation actuelle, se réjouit et se désespère tour à
tour et presque dans le même instant pour les motifs les plus frivoles... etc. Tels sont les principaux
traits qui caractérisent la vie de relation dans l'enfance.

2° AGE ADULTE. — Une sorte de besoin de se rendre
compte de tout, de ramener tout à des principes
invariables, des coordonner ses idées conséquemment
à un point fixe, domine tous les actes intellectuels
de l'homme adulte et leur imprime un cachet particulier. Une conscience éclairée et sage, l'habitude
de la réflexion rectifie les erreurs des sens, supplée
à l'infidélité des perceptions, met un frein aux divagations de l'imagination, assure le jugement,
calme les passions, réprime leur fougue, leur impétuosité, les rend plus constantes et plus profondes,
leur assigne un but noble et élevé, enfin donne à
toutes les actions l'ensemble, l'unité, indices du
règne de la raison.

Tous les auteurs ont décrit les phénomènes moraux qui signalent l'époque de la puberté. Il me

suffit de les rappeler à l'esprit du lecteur et, sans les reproduire ici, je les envisage sous le point de vue psychologique le plus remarquable. et le plus en rapport avec l'idée dominante de ce travail.

Ne nous arrêtons point à la superficie et fixons nos regards sur le caractère commun de ces phénomènes, sur l'état mental particulier dont chacun d'eux n'est qu'un symptôme isolé, et tous ensemble l'expression générale.

Quoi de plus digne d'attention que cet état inexplicable de l'âme qui, tout à coup, pénétrée d'une activité nouvelle espère, désire, s'inquiète, se tourmente, sans entrevoir le but de ses espérances, de ses désirs, la source cachée de ses inquiétudes; est entraînée par des penchants, des impulsions dont elle cherche vainement, au dedans d'elle-même la cause mystérieuse? Ce qu'il importe de signaler ici, c'est ce vague indéfinissable qui remplit l'âme tout entière, la domine la pousse, l'entraîne, la tient comme enveloppée de son influence magique.

Il peut donc se rencontrer en nous des motifs de nos déterminations qui ne se décèlent à notre sens intime que par leurs effets, l'empire qu'ils exercent sur nos désirs, notre volonté.

Pour être inaperçu, le but de ces motifs n'en est pas moins réel. Quelque incident vient-il à le révéler, longtemps comprimés, les désirs s'y portent avec une impétuosité d'autant plus grande que les ressorts ont été plus fortement pressés et que l'explosion a été plus tardive. Sollicitée, presque subjuguée à l'avance, la raison est comme prise au dépourvu : elle est impuissante à modérer leur élan et leur fougue.

Après un certain laps de temps, l'homme commence à décliner et sans être vieux ne jouit cependant plus entièrement des prérogatives de l'âge viril. Les sensations sont moins nettes et moins précises, l'attention moins facile, la mémoire moins sûre, moins heureuse.

Les ressorts de la pensée sont manifestement moins tendus, le jugement seul acquiert de nouvelles forces du progrès des années.

3° VIEILLESSE. — L'homme qui approche du terme de sa carrière ne semble vivre que de souvenirs : il cherche la solitude, aime à se livrer à la méditation : ses perceptions deviennent de plus en plus faibles, obscures ; les organes des sens n'étant plus dans leur intégrité première, il en résulte naturellement que les impressions qu'ils communiquent sont elles-mêmes inexactes. Si l'expérience ne venait à son secours et ne rectifiait ce que des sens dérangés ont pu lui donner d'idées irrégulières, le vieillard ne pourrait que porter un jugement peu sain sur les objets extérieurs.

Celui qui n'est point en état de faire cette rectification n'a que des perceptions erronées. Son imagination est inculte, presque éteinte, son cœur froid, incapable de ces émotions, de cet élan qui jettent tant de variété sur l'existence, créent pour l'homme une vie nouvelle et tout idéale ; le vieillard est lent, méticuleux dans ses jugements, il a besoin de réfléchir beaucoup pour se former une opinion. Il y tient avec d'autant plus d'opiniâtreté qu'il prétend l'asseoir sur une longue expérience; revenu des illusions de la vie, dégagé des passions occultes de la philosophie, il juge d'autant plus sainement que son imagination éteinte ou refroidie lui montre les objets tels qu'ils sont. La mémoire est une des facultés qui décline le plus avec l'âge. C'est effectivement une des infirmités de l'esprit les plus constantes de la vieillesse. Elle est courte et devient extrêmement infidèle à l'égard de tous les faits nouveaux, mais, elle se rappelle, le plus souvent, avec une grande précision tous les faits anciens. Aussi est-ce à la mémoire des vieillards qu'est confiée la tradition : un homme qui a bien présent les événements dont il a été le contemporain, le souvenir des gens célèbres qu'il a vus, des lieux qu'il a visités, attire l'attention des adultes et surtout de la jeunesse.

Mais malheureusement cette faculté précieuse a ses ombres : Celui qui raconte sans cesse les faits et les circonstances de sa jeunesse, les événements de son enfance, oublie aussitôt qu'il vient au moment même d'en faire le récit. De là le rabâchage continuel et sans fin qui forme le caractère de la conversation de cet âge. D'un autre côté, les passions exigeant un excès de vitalité, un accroissement d'énergie, ne se rencontrent qu'accidentellement chez les vieillards dont elles font le trouble et le tourment. Etrangers à ce qui les entoure et de plus

Moreau.

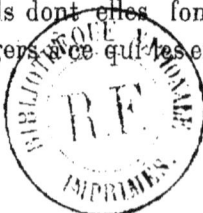

2

en plus exclusifs, ils reportent tout à eux et se séparant ainsi de ceux qu'ils ont aimés, ils tendent au plus entier égoïsme : tout ce qui ne les touche pas immédiatement est pour eux d'une indifférence presque absolue : ils endurent les maux des autres avec une admirable résignation. Exigeants, impérieux, durs à eux-mêmes, durs aux autres, ces hommes perdent d'ordinaire en vieillissant la plupart des qualités qui les ont rendus chers à leurs concitoyens. Leurs déterminations se rapprochent de celles de l'enfance ; elles sont absolues, mais changeantes ; leurs manies remplacent les caprices du premier âge : ils se montrent inconstants, s'emportent, s'attendrissent, grondent et caressent tour à tour : tel est en général l'état de l'intellect de cette époque de la vie jusqu'au jour où naturellement, par la force des choses, suivant des lois immuables, l'oblitération ou pour mieux dire l'obnubilation graduelle et successive de la pensée se montre et produit enfin l'état d'enfance ou de démence sénile.

Ces généralités, un peu longues peut-être, étaient cependant nécessaires pour bien comprendre ce que je veux dire ici de la démence. Si j'ai indiqué le développement du système nerveux chez l'homme et dans la série animale, c'est afin que connaissant le développement et l'état normal des facultés de l'intellect, l'état morbide en découle naturellement.

Qu'on me permette de rappeler ici l'objet de ce travail et de faire souvenir, ainsi que je le disais au début que j'envisagerai la démence sous le rapport des nuances variées, des modifications superficielles ou profondes des facultés intellectuelles et affectives par lesquelles, comme par autant de points analogiques ce genre de délire se rattache à l'état dit normal de ces facultés.

Recherchons donc maintenant en quoi l'intelligence d'un dément, c'est-à-dire d'un individu atteint de démence soit par suite des progrès de l'âge, soit par suite des affections physique ou mentale, soit enfin pour tout autre cause, a été lesée et quel est le principe du genre de détérioration dont elle a été atteinte.

Je dirai d'abord quelques mots d'une espèce de désordre intellectuel qui, considéré psychologiquement se rapproche extrêmement de la démence, je veux parler de l'*imbécillité*.

J'examinerai ensuite la démence 1° sous ses formes les plus remarquables, ses différents degrés d'intensité, les nuances variées qu'offre spécialement ce genre de délire, 2° je la circonscrirai pour mieux l'apprécier dans les facultés de l'*intellect* proprement dit, puis dans celles dites *affectives*. J'étudierai les rapports qu'ont entre eux ces deux ordres de facultés lorsqu'ils ont été lésés simultanément, ou l'un consécutivement à l'autre. 3° j'examinerai quelques cas de démence dans lesquels les malades comme les maniaques ou les monomaniaques ont conscience de leur état. 4° enfin, je passerai en revue successivement d'autres cas de démence *bien cons-*

tatés, où les individus se sont livrés au meurtre ; puis je chercherai à apprécier si dans quelques circonstances, un pareil acte n'est point le résultat *probable* de l'imperfection ou de la dégradation des facultés morales, d'un état analogue à la démence, état qui nous sera révélé clairement par les détails auxquels nous allons nous livrer, et a bien pu faire naître des doutes, jusqu'à présent, mais non inspirer la conviction.

IDIOTIE. — Il est des individus chez lesquels les facultés morales ne se sont jamais manifestées, on n'ont pu se développer assez, pour que l'individu ait acquis les connaissances relatives à l'éducation que reçoivent ceux de son âge et qui sont placés dans les mêmes conditions sociales que lui. Les désordres intellectuels qui constituent l'idiotie offrent plus qu'aucun autre genre de vésanie les caractères d'un développement gradué. Depuis l'anéantissement presque absolu des facultés, ou mieux, jusqu'à la ligne de démarcation tracée par Esquirol entre l'idiotie et l'imbécillité, on peut suivre, à l'œil, l'évolution des facultés mentales. En suivant une marche opposée, on voit ces facultés s'éteindre, s'effacer en passant par des nuances presque insensibles, se réduire en quelque sorte, à leur plus simple expression puis enfin, devenir tellement obtuses qu'on peut légitimement douter de leur existence. Les facultés intellectuelles des idiots sont en rapport avec le peu de développement de leurs sens, l'instinct les domine toutes, la parole n'existe même pas. Par exception on trouve quelque faculté développée et une aptitude naturelle pour certains talents. Aussi ne peut-on s'empêcher de rapporter à cette occasion le fait suivant cité par Esquirol (1).

« Quéneau est entrée à la Salpêtrière, en 1781, âgée de 10 ans : elle ne savait ni s'habiller, ni parler, seulement elle faisait entendre une sorte de grognement articulé qu'elle répétait jusqu'à ce qu'on l'ait comprise ; son unique ocupation est de rester constamment à l'air, quelque temps qu'il fasse et de tendre la main pour obtenir quelques pièces de monnaie qu'elle emploie à l'achat d'aliments. Cette idiote avait le sens musical très-développé : entendait-elle chanter, elle répétait d'une voix rauque non les paroles, mais les airs. Un grand artiste, Litz, sur l'invitation de Leuret, voulut bien un jour (25 août 1833) se prêter aux expériences suivantes (2) :

Litz improvise plusieurs airs, Quéneau les saisit ; mais éprouvant de la difficulté à les répéter, sa voix ne pouvant s'élever au ton sur lequel a chanté le célèbre musicien, les traits de cette femme expriment l'effet de la contrariété. Litz touche du piano : Quéneau est immobile, les yeux attentifs sur les doigts de l'exécutant : ou bien elle entre dans une sorte de mouvement convulsif, se tord en divers sens, mord

---

(1) Esquirol. *Mal. ment.* T. II, p. 86-87.

(2) M. Leuret a publié la relation détaillée de cette expérience et l'histoire phrénologique de Quéneau dans la *Gazette médicale* de 1836.

ses poings, frappe du pied, lève les yeux au ciel, et fait des efforts pour se mettre à l'unisson. Le passage des sons aigus provoque une contraction soudaine de tous les muscles de Quéneau, comme si elle était atteinte par une décharge électrique. Cette dernière expérience renouvelée plus de vingt fois a toujours eu le même résultat.

IMBÉCILLITÉ.— « Quelque éducation qu'aient reçue les *imbéciles* leurs facultés intellectuelles et affectives n'ont pu se développer que jusqu'à un certain point. Sans être dépourvus de toute intelligence, ces individus n'ont jamais pu s'élever à la raison, aux connaissances auxquelles leur âge, leur éducation, leurs rapports sociaux devaient leur permettre d'atteindre. Placés dans les mêmes circonstances que les indidus de leur âge, de leur rang, ils ne font jamais le même usage de leur intelligence..,.. Ils ne peuvent suivre un projet, prendre une résolution; ils sont d'une imprévoyance complète, ne tiennent à rien, n'ont ni amour, ni haine durables. Ils perdent leurs parents sans chagrin; quelques-uns, néanmoins sont reconnaissants pour les soins qu'on leur donne..... On trouve dans leur intelligence, dans leurs affections, les mêmes variétés que chez les hommes les plus raisonnables..... L'habitude a sur leurs actions une grande influence et imprime à la manière de vivre de quelques imbéciles une régularité qu'on aurait tort de prendre pour l'effet du raisonnement. Tous manquent de force et d'attention.

Ils ne peuvent ni comparer ni combiner leurs sensations présentes, ni leurs idées.

Il est des imbéciles chez lequels toutes les facultés intellectuelles et affectives sont également bornées, sans être atteintes de nullité. Ce sont des individus qui ne peuvent acquérir qu'un petit nombre d'idées sur chaque objet; ils semblent destinés à être les esclaves, les ilotes de leurs semblables. Ils sont nuls par eux-mêmes; ils ne produisent rien; tous leur mouvements intellectuels et moraux leurs sont imprimés du dehors, ils ne vivent que d'impulsions étrangères, ils ne pensent et n'agissent que par autrui. Ils sont sérieux, parlent peu, ils répondent juste, mais il ne faut pas leur faire beaucoup de questions. Ils approuvent tout, sont prêts à tout, pourvu que ce qu'on exige d'eux ne les force pas à réfléchir et ne soit pas hors de leurs habitudes (1).

« L'imbécile, dit, Hoffbaüer, est très sujet à des mouvements passionnés qui, du reste, s'apaisent ainsi facilement qu'ils s'élèvent: il est très-irritable, très-succeptible à voir des outrages là où il ne saurait y en avoir, parce que son état lui permet encore de ressentir les injures... etc. (2).

L'absence, le développement incomplet de l'intelligence sont donc le caractère pathognomonique de l'idiotie et de l'imbécillité: De cet état résulte fa-

---

(1) Esquirol. *Mal. ment.*, passim.
(2) Hoffbaüer. *Recherches sur les maladies de l'âme.* 1802-1807.

talement une impossibilité de se diriger, une absence, ou pour mieux dire une inconsistance, une faiblesse de volonté qui les fait céder au dernier parlant. Incapables de toute initiative, propres à peine à une occupation journalière, mécanique, et se laissant entraîner presque irrésistiblement par des impulsions instinctives, arrivés à un certain âge, les imbéciles peuvent, aux yeux observateurs superficiels passer pour des déments. Mais qu'on examine et aussitôt toute espèce de doute cessera : Esquirol n'a-t-il pas nettement formulé cette différence dans une phrase devenue classique : « L'homme en démence est privé des biens dont-il jouissait autrefois. C'est un riche devenu pauvre. L'idiot a toujours été dans l'infortune et la misère ! »

DÉMENCE.

Une incohérence remarquable dans les opérations des facultés intellectuelles, une sorte d'affaissement de ces facultés, forment le caractère fondamental du genre de vésanie que les auteurs ont appelé *démence*. On dirait que les individus qui en sont atteints ne pensent plus *autant* qu'ils le faisaient jadis et ne pensent plus assez pour penser juste. Ils parlent lentement, hésitent, ressassent les mêmes idées, les mêmes expressions. Tout dans le ton, le son même de leur voix, l'expression froide, morne ou niaise de leur physionomie annonce l'affaiblissement, la dégradation de leurs facultés intellectuelles. Ils *déraisonnent* : des phrases, des moitiés de phrase, des mots incohérents sont accolés les uns aux autres. Tout leur moral est imprimé de nonchalance, d'incertitude, d'apathie. On observe parfois, une sorte d'excitation, mais à peine quelques inflexions de voix viennent-elles rompre la monotonie fatigante de leur conversation ; souvent même, ces inflexions, comme leurs gestes sont au rebours du sens des mots.

La démence comme les autres genres de délire est susceptible de revêtir des formes variées. Il est inutile ici de rappeler les descriptions classiques que chacun a présentes à la mémoire ; je me bornerai à signaler celles qui ont le plus de rapport avec le but que je me propose spécialement dans ce travail.

Mme A..., a reçu une éducation solide : elle a toujours eu une sorte de passion pour l'étude, particulièrement pour la lecture d'ouvrages dramatiques, de poésies légères, etc. Elle a composé et imprimé trois romans, sous le nom de N.... A son entrée dans la maison de santé, elle était monomaniaque : des terreurs paniques, des craintes non fondées l'assiégeaient sans cesse, etc., ces symptômes disparurent peu à peu et furent remplacés par d'autres que voici :

Mᵐᵉ A..., avait conscience de son état, causait fort raisonnablement, parlait avec tendresse de son mari, de ses enfants, manifestait le désir de les rejoindre, etc. Cependant à travers tout cet extérieur de raison, se montraient des signes non équivoques d'une lésion profonde des facultés morales.

C'était une lenteur singulière dans la succession des idées, ses tâtonnements, ses hésitations lorsqu'elle cherchait à les rendre, le peu de précision, le vague de ses expressions, plus que cela encore le calme apathique, l'espèce d'insensibilité avec laquelle Mᵐᵉ A... supporte son isolement, sa captivité contre lesquels on s'attendait à voir son imagination vive, son amour-propre l'exaspérer fortement, le peu d'impression que paraissent faire sur son esprit les hideux tableaux qu'elle a continuellement devant les yeux et qui devraient lui rappeler de si tristes souvenirs.

Il est de toute évidence que les facultés de Mᵐᵉ A... sont dans un état anormal. Cependant, comment préciser, circonscrire le genre de lésion qui les a frappées ? Comment calculer l'influence que cette lésion doit avoir sur les actes de la maladie, sur ses rapports sociaux, ses déterminations, sa volonté ? Combien ne peut-il pas se rencontrer dans le monde, de pareils individus dont l'état maladif sera infailliblement méconnu, etc.

Ces réflexions s'appliquent à une classe assez nombreuse de déments. Chez eux non plus aucun désordre bien déterminé des facultés morales, et pourtant lésion profonde quoique peu précise de ces facultés. Régularité parfaite dans l'ordre, dans l'enchaînement des idées, jugement droit et sain sur tout ce qui fait le sujet ordinaire de la conversation, etc. Mais une sorte de torpeur des facultés morales qui fait que l'attention du malade a constamment besoin d'être soutenue, sa mémoire renouvelée, faute de quoi, perdant promptement le fil de la conversation, il est réduit à garder le silence ou à donner par des monosyllabes son assentiment à tout ce que l'on dit. Lorsqu'on le laisse parler, il revient souvent sur les mêmes idées, adresse deux fois la même question, n'est jamais sûr de ce qu'il avance, s'exprime le plus souvent sous la forme du doute.

J'ai sous les yeux un grand nombre de cas analogues à celui que je viens de citer. Je m'abstiendrai de les rapporter : tous nous offriraient un affaissement, une sorte de langueur des facultés morales, des affections presque éteintes, une insouciance inconcevable pour tout ce qui exalte les autres hommes. Il n'y a point d'incohérence dans les idées des individus dont il est question. Leurs souvenirs peuvent leur servir utilement; on peut croire à la fidélité de leurs sens, à la rectitude de leur jugement, etc. Mais tout cela ne saurait être spontané chez eux : leur esprit a besoin d'être retiré de l'engourdissement où il se trouve, par des questions pressantes, réitérées, et l'on parvient ainsi à entretenir avec eux des conversations sérieuses, qui demandent une certaine contention d'esprit et dont ils seraient incapables, livrés à eux-mêmes.

PARTICULARITÉS DU DÉLIRE.

Les caractères du délire sont loin d'être les mêmes chez tous les déments : il s'y rencontre une foule de nuances qui impriment en quelque sorte à l'état mental de chaque individu une physionomie toute particulière.

En cela, il n'est rien qui doive surprendre quiconque sait apprécier l'immense variété des opérations intellectuelles. Dans l'état maladif comme à l'état sain, chaque individu a une manière de penser qui lui est propre. De même qu'on *raisonnait* on *déraisonne*, les uns d'une manière, les autres d'une autre

Je dois me borner à faire connaître les nuances les plus tranchées :

1° L'incohérence des idées peut être portée au point que chaque mot se trouve complètement isolé de ceux qui les précèdent ou les suivent : il est impossible de se rendre compte des causes qui les ont fait naître, de les rattacher à aucune combinaison mentale, à aucune espèce de détermination, en un mot de leur supposer d'autre origine que le hasard ou quelque chose d'analogue d'aussi aveugle, d'aussi irrégulier. En voici un exemple :

F..., 55 ans, malade depuis vingt ans environ, se rend utile dans la division et remplit en quelque sorte les fonctions de fille de service. Cette femme parle constamment qu'il y ait du monde ou qu'elle soit seule, comprend très-bien les ordres qu'on lui donne et les exécute sans se tromper. Mais elle présente une telle incohérence de langage, que même les personnes qui la voient chaque jour depuis de nombreuses années ne peuvent la comprendre : Petite somme, numéro du mémoire, donnez du vin ; et puis si monsieur, tapis, donnez à compte, de quitter, vient, plus n'importe, à jamais, ô vous impossible, etc. Et tout cela débité facilement, en mettant les intonations exactes comme si réellement elle disait des choses sérieuses et sensées, à tel point que plusieurs fois, j'ai vu des étrangers entamer la conversation avec elle et se laisser prendre à ces dehors. Ce n'était qu'après quelques minutes qu'ils reconnaissaient leur erreur.

2° Chez d'autres individus, les idées sont tout aussi vagues, aussi décousues que dans le cas précité, mais les mots sont presque tous liés entre eux, par une certaine analogie, par le son final, des rapports de cause et d'effet, des circonstances de temps, de lieu, etc. On ne peut dire que leur association soit le résultat d'aucun acte régulier de l'esprit : elle a pu, autrefois, exprimer quelques pensées, dans le cas présent, elle n'a trait à rien, ne signifie rien. Exemple :

M. B... est en démence depuis neuf ans : goutte de vin, broc de broc, bétail de lion, la balance, les poissons, je n'ai pas été au Jardin des plantes, animaux, je suis un animal, âne, bête féroce ; ça m'est égal, je n'ai pas la gale, ce sont les Russes, Russie ; je suis Lyonnais, bons chapeaux, savate de soulier, de talon, clous ; j'étais sur le pont, Ponce Pilate, sur la Seine, rivière, là où j'ai eu la rougeole, vérole, de médecine, de bon petit chirurgien, etc.

Autre exemple de délire analogue : je l'ai extrait d'un cahier volumineux qu'avait remis à mon père un ancien avocat : ce cahier est intitulé : Plaidoyer dans l'intérêt de G....

Concitoyens,

Ce fut cette bien plus intérieure que comparative mise où elle-même beaucoup préférée en liberté ou si hétéroclite, comme aussi ni plus saillant, ni plus parfaitement profanant, aussi impossible corporellement qu'incorporellement, que le plus moralement et à la faveur de la défaveur, de ces fléaux attestés autant qu'ils sont affirmés, affamés faméliques et pestilentiels, pour quiconque ad interim, etc.

D'après ces considérations, attendrons avec confiance, défiance, méfiance de votre sagesse.

Signé: F. F. B...

Mme la baronne de C... a reçu une éducation peu ordinaire aux personnes de son sexe. Depuis plusieurs années qu'elle est renfermée, elle passe son temps à tracer des cartes géographiques et des tableaux d'histoire qui ne sont que des amas irréguliers de mots scientifiques, de noms propres, de dates, de phrases incohérentes. Des dessins élégants représentant des fleurs et des fruits de toute espèce ornent ses tableaux, des tirades de vers s'y rencontrent çà et là.

Apologie de Napoléon.

N° 12.

« Onze minutes, circuit, horizon,
Canons, lueurs, secondes, détonation,
Nous calculâmes qu'Apollon
Fasse cent dix lieues en phaéton,
Dix-huit cent, observa Colonel,
Qu'Icare se perdit au soleil.
Donc Louis ne mourut par Napoléon,
Craignit d'Espagne inquisition,
Le duc d'Enghien ne devait suffire
Pour tuer, souffrir, il guillotine. »

3° Quelques déments au sein même d'une divagation complète s'attachent à une idée principale, la conservent intacte, malgré de nombreuses distractions et la puissante diversion que devrait opérer une foule d'autres idées qui, tour à tour s'emparent de l'esprit. Tel est sous ce rapport le fait d'un malade que mon père a connu à Charenton. C'était un jeune officier, chaud partisan de l'empereur, qui voulant exprimer les regrets de cet homme extraordinaire lorsqu'il quitta Paris en 1814, s'énonce en ces termes :

> « Enivré d'un bonheur fugitif
> Malheureux et souvent plaintif,
> Aux échos de la Seine,
> Mes accents et mes larmes
> Des côteaux de Sienne
> Retentissaient les armes.
> Souvent promenant mes regards désolés
> Vers cette terre aux hasards exposés (*sic*).
> D'un œil humide et sec
> J'y cherchais l'aigle et son bec.
> Le livre du destin ouvert à mes côtés,
> Mon nom inscrit, l'univers écrasé,
> Pourquoi te dire adieu, France,

Etc., etc............................... »

Qu'on me permette encore de citer ici un fait bien remarquable. La femme qui fait le sujet de cette observation est une ancienne institutrice, entrée à la Salpêtrière en 1866, et transférée dans un asile de province au moment de la guerre franco-allemande.

Son certificat d'admission portait : « persécutions imaginaires, cabales, hallucinations..... etc... » Quelques années après, on voyait arriver rapidement la démence. Malgré cet état, D... écrivait sans cesse, et chose connue du reste, ses écrits ne manifestaient nullement le trouble de sa raison. Elle rédigeait dans ses lettres, des passages entiers empreints de la plus parfaite lucidité, d'un style facile, élégant, parfois même élevé. La nature c'est-à-dire l'éducation, l'instruction reprenaient en quelque sorte leur droit, leur empire, leur supériorité, l'intelligence commandait à la matière. Tel est l'extrait suivant que j'ai emprunté à une des nombreuses lettres qu'elle remettait chaque jour à la visite :

« ..... Vous dites, ma chère Anna, n'avoir rien de nouveau à me dire sinon, que la vie est amère. J'en aurais long à vous dire à ce sujet, si le temps me le permettait. Pauvre Anna ! oui, la vie est amère, d'autres vous diront qu'elle est douce.

Demandez au navigateur qui vogue sur la Méditerranée ce qu'il pense de la navigation : il vous dira que la mer est toujours en furie et le pauvre marin bien prêt à périr.

Consultez celui qui vogue doucement dans les eaux du Cap, ou sur les côtes de notre France : il vous dira : il y a bien quelques parages où la mer est agitée, mais elle est généralement calme et tranquille.

Ce n'est pas sans raison qu'on a comparé la vie à une mer orageuse agitée par les passions humaines.

Chaque âge a les siennes :

A la jeunesse, l'amour, ses enivrements et ses illusions.

Moreau.   3

A l'âge mûr, l'amour matériel, réaliste, avec la soif de l'or ou des honneurs.

A l'âge du déclin, les regrets, les rancunes, les déceptions, les jalousies.

Où donc le rencontrer, le calme ? je crois qu'on ne le trouve que dans l'abnégation de soi-même, dans l'amour du prochain qui pleure, qui a froid, qui a faim, en un mot qui souffre. Malheur à qui ne sait pas dominer ses passions; il sera battu par la tempête..... »

Mais, hélas! cette lueur d'intelligence ne dure pas. D... retombe bien vite dans ses idées bizarres, confuses, incohérentes.

Chez d'autres malades, le désordre intellectuel est porté bien plus loin que dans les cas précédents. Ce n'est qu'en dévorant l'ennui de mille mots incohérents, d'interminables digressions, en saisissant au passage, et, qu'on me passe l'expression, à la volée, des mots, des demi-phrases, des phrases entières plus ou moins en rapport avec le sujet dont il s'agit, qu'on peut les suivre dans le cours d'un conversation.

Madame C... âgée de 32 ans, s'est fait remarquer dans le monde par un esprit brillant, cultivé; elle est en démence depuis cinq ans. Ses idées sont restées saines sur un assez grand nombre de sujets. Cependant, il lui est impossible d'exprimer une seule pensée sans jeter à travers ce qu'elle veut dire une foule de mots vagues, de phrases incohérentes, de telle manière pourtant qu'il est toujours facile, avec un peu d'attention, de démêler l'idée principale. En sorte qu'en y mettant beaucoup de patience, on peut encore soutenir une assez longue conversation. Il lui arrive parfois d'abandonner tout à coup le sujet en question, de se livrer à des divagations de toute sorte, durant plusieurs minutes, puis d'elle-même, rentrer dans la sphère de sa première idée.

4° Il est des malades qui, oubliant momentanément le langage ordinaire, croient exprimer et communiquer leurs pensées en faisant entendre des sons à peine articulés. On est tout étonné lorsque l'un d'eux après avoir répondu à vos premières questions, sinon toujours sensément, du moins, en termes, connus, tout à coup, sans changer de ton, avec les mêmes gestes, la même expression dans les traits et s'adressant toujours à vous, il se met à débiter une foule de mots qui n'appartiennent à aucune langue.

DES PASSIONS CONSIDÉRÉES DANS LA DÉMENCE.

Si l'on juge d'après l'existence végétatrice à laquelle semblent réduits quelques déments, le désordre peut être porté au point que l'on doute s'il n'y a pas véritablement extinction absolue de toute espèce d'affection. Je me contente de signaler cet état des passions affectives qui n'a que peu de rapports avec la pensée dominante de ce mémoire.

Au fur et à mesure que la gravité du désordre intellectuel est moindre, que l'on s'éloigne davantage
du point extrême dont il vient d'être question, les passions chez les déments apparaissent dans un ordre qui
semble être déterminé par leur nature intime, leur
caractère psychologique.

Celles, d'abord, qui se trouvaient placées sous
une dépendance immédiate de l'organisme, qui se
rattachent par plus de liens à la constitution physique de l'individu, qui se développent les premières
dans l'évolution des facultés mentales, celles enfin
qui ont des rapports plus intimes et exclusifs avec le
bonheur de ce même individu. Parmi elles on dis-
tingue une propension extrême à se mettre en colère,
à se réjouir, pour la cause la plus légère... etc. L'a-
mour physique et les désordres qui en découlent doivent être l'objet d'une surveillance spéciale chez les
déments. C'est ainsi que j'ai cru pouvoir expliquer
plusieurs faits de meurtres commis par ces malheureux en proie au démon de la jalousie (1). Les facultés
qui supposent les relations sociales semblent ne plus
exister ou sont prodigieusement affaiblies. Aussi les
malades ont-ils perdu tout sentiment de convenan-
ces. Leurs actions trahissent l'isolement de leur
esprit et la concentration de leurs affections. Ils ne
connaissent point la honte, la seule crainte du châ-
timent a encore quelque empire sur eux.

(1) Pour plus amples détails voir : *De la folie jalouse*. Paris,
1877. Asselin, édit.

La démence étant moins profonde, les affections cessent d'être influencées exclusivement par des motifs personnels et tiennent à des combinaisons mentales d'un ordre plus élevé. Les malades ne sont plus étrangers à des affections de parenté et surtout à la perte de leur liberté, à l'anéantissement de leurs rapports sociaux. On leur impose plus facilement soit par l'appareil de la force ou simplement par des conseils. Ils se possèdent davantage, plus de considérations peuvent mettre un frein à leurs emportements, à leurs extravagances.

Chose digne de remarque! Il peut arriver que les affections soient profondément altérées, alors même que la lésion de l'intellect est peu grave. Il n'est pas très-rare, en effet, de voir des individus conserver la faculté d'enchaîner assez régulièrement leurs idées, de s'exprimer avec justesse dans un état de démence *affective* très-prononcé.

Ils vivent au sein d'une apathie, d'une insouciance dont rien ne peut donner une idée. Sans souvenir du passé, sans prévision de l'avenir, nulle impression gaie ou triste ne saurait les atteindre. La vue des parents, d'amis qu'ils chérissaient ne les émeut point; le bonheur dont jouissaient ces mêmes parents et auquel ils peuvent prétendre n'excite ni leur ambition ni leurs désirs, etc.... Et pourtant ces individus causent souvent d'une manière fort raisonnable, se tiennent sans peine au courant d'une conversation sérieuse, pourvu qu'elle ne se prolonge pas trop. Ils ne se livrent à aucun désordre d'action, sont doux, honnêtes. Ils recherchent la solitude et se plaisent dans l'oisiveté.

D'un autre côté, lorsque la démence, sous le double rapport des facultés de l'*intellect* et *affectives* est très-avancée, quelques passions comme échappées au naufrage semblent survivre à toutes les autres. C'est ce qui arrive, principalement lorsque la démence a succédé au délire partiel. Il semble que les affections qui se rattachaient à des idées fixes, ayant été plus longtemps et plus vivement mises en jeu ne doivent s'éteindre que les dernières. Des passions lascives, des sentiments religieux, exaltés, une irrascibilité ou une pusillanimité extrême peuvent se montrer seules ou isolées, au sein d'une démence profonde.

En général l'affaiblissement intellectuel qui caractérise la démence à ses différents degrés prédispose les individus haineux à la violence, aux emportements,...... etc...., La plus légère cause peut entraîner certains déments à des excès déplorables. Ils ne souffrent jamais impunément qu'on les tourne en ridicule. D'une extrême susceptibilité, ils conçoivent facilement les plus injustes préventions; ils sont enclins à la colère, à la vengeance. Ils sont opiniâtres, entêtés, ils reviennent difficilement sur une idée préconçue. Nul raisonnement, nulle considération ne sauraient les faire changer d'avis. Au reste, il est facile de voir que nous n'entendons parler ici que des cas où la démence est encore peu avancée.

DÉMENCE AVEC CONSCIENCE DU DÉLIRE.

Dans la démence, comme on le voit dans le délire maniaque et dans le délire partiel, quoique cependant d'une manière moins fréquente, le *moi* peut être lésé sans être pour cela complètement privé de cette lumière intérieure à l'aide de laquelle il peut apprécier les changements qu'ont subis ses facultés morales.

Je n'entends parler ici que des cas de démence avancée et non de cet affaiblissement progressif des facultés qui est la suite naturelle des progrès de l'âge. Il est peu de vieillards qui ne s'aperçoivent très-bien qu'au fur et à mesure que les années s'accumulent sur leur tête, quelques-unes de leurs facultés s'affaiblissent, se perdent même complètement.

En raisonnant par analogie avec ce que l'on observe chez les aliénés atteints de délire partiel, n'est-on pas en droit de se demander si les déments, ne portent pas, sur les actes auxquels ils ont été entraînés, des jugements faux pour tous ceux qui les entourent, mais résultant pour eux d'une déduction logique de leurs idées ? C'est naturellement une croyance erronée, une conviction fausse qui est le point de départ de toutes les idées bizarres, extravagantes parfois du dément, le pivot autour duquel s'enchaînent logiquement et se meuvent ces mêmes idées. Nulle raison pour ne pas croire qu'il n'en soit réellement ainsi, mais malheureusement les faits manquent pour affirmer que cela *est*.

Je vais citer maintenant quelques faits qui viennent à l'appui de ce que je viens d'énoncer, et qui montreront nettement qu'à la suite d'affections cérébrales variées, certains individus ont éprouvé une lésion de la mémoire plus ou moins marquée, lente ou instantanée.

J... 42 ans, entré à Bicêtre dans le service du Dr Moreau (de Tours), affirme qu'il y a six mois encore, il avait toujours eu une bonne santé, sauf quelques maux de tête auxquels il était sujet. Un jour, se trouvant dans la rue du Temple et courant rapidement pour une commission pressée, jusqu'à se mettre en nage, il entra chez un marchand de vin pour se rafraîchir et se reposer. Il ne put prendre la boisson qu'il avait demandée, et qui lui parut amère comme de la suie. Tout à coup il tomba sans connaissance, et fut plus de deux heures à revenir malgré l'éther et le vinaigre qu'on lui fit respirer. Depuis il put continuer ses occupations, mais ses forces n'étaient plus les mêmes. Il y a deux mois environ, une nouvelle attaque semblable à la première, le surprit dans son domicile. A la suite, ses facultés se sont de plus en plus affaiblies. Enfin, il y a huit jours une nouvelle attaque l'a déterminé à entrer à l'Hôtel-Dieu où il est resté apparemment sans traitement actif.

Ce *malade sent sa position et s'aperçoit qu'il est*

comme un enfant et s'en montre très-affligé : son jugement est vacillant bien qu'il puisse donner des renseignements à peu près convenables, il surcharge
son récit d'incidents parasites qui le rendent fort obs-
cur. Le défaut de mémoire jette du trouble sur l'exactitude des renseignements fournis.

M. C..., d'un esprit très-cultivé, perdit à la suite
d'une fièvre cérébrale intense, toutes les connaissances qu'il avait acquises, la mémoire étant entièrement vide et ne lui retraçant aucun souvenir. Les
accidents cérébraux ayant disparu, M. C... put juger
de son état, et s'appliqua à recouvrer tout ce qu'il
avait perdu. Son épouse lui apprit à lire..... Bref il
reforma toute son éducation ; une année entière fut
employée à ce travail. (Esquirol, leçons cliniques).

. . J'ai vu à Charenton, dit mon père, une jeune
fille de 14 ans qui, à la suite également d'une fièvre
cérébrale, oublia presque entièrement ce qu'elle avait
appris pendant les deux ans qu'elle avait passés à
son pensionnat, et il fallut lui apprendre à lire de nouveau, ce qui lui coûtait extrêmement.

Je dois signaler encore toute une classe d'individus rentrant dans cette catégorie : ce sont les cas
d'intoxications diverses, mais surtout ceux qui se
produisent sous l'influence des gaz du charbon.
Ayant fait de ces troubles psychiques l'objet d'un
travail spécial je n'y reviendrai pas ici (1).

(1) *Des troubles intellectuels dus à l'intoxication lente par le gaz
oxyde de carbone.* Paris, 1876. Asselin, édit.

Après avoir cité des exemples de démence où une seule faculté, la faculté *mémorative*, avait été lésée, j'arrive maintenant aux faits dans lesquels toutes les facultés mentales ont été ou au moins semblent avoir été atteintes. Si quelques malades se rendent encore un compte plus ou moins exact de leur délire, il en est d'autres qui n'ont qu'une vague idée de leur déchéance intellectuelle, et ne peuvent par cela même comprendre facilement leur position. Tel est le cas d'un malade dont mon père a rapporté l'observation :

M. H... est dans un état de démence manifeste, suite d'excitation maniaque. Il se livre sans sortir de son calme habituel, sans éprouver la moindre excitation à une foule d'actes extravagants : il déchire ses vêtements, se barbouille le visage avec du charbon, se l'écorche continuellement avec les ongles, parle seul, débitant une multitude de riens, de phrases qui ne présentent aucun sens. Quoique dans un état de malpropreté dégoûtante, habitant une infirmerie où se trouvent des aliénés paralytiques et tombés au dernier degré de la dégradation morale, H..... ne se plaint point de son sort, ne parle pas de l'améliorer, ne s'adonne à aucune occupation sérieuse, vit au jour le jour comme si sa vie s'était toujours passée ainsi... etc. Cependant H... cesse d'être le même lorsqu'il converse avec quelqu'un. Il convient de sa folie, de l'extravagance de ses actions : il ne nie point qu'un simple acte de sa volonté dut suffire pour l'empêcher de s'y livrer ; il promet de suivre ponctuellement les avis qu'on lui donne..... Toutefois, il y a si peu de chaleur, d'énergie, dans tout ce qu'il dit, il s'exprime avec une telle insouciance, qu'il est difficile de lui supposer à lui-même, la conviction qu'il remplira ses promesses.

Je l'engageais un jour à réfléchir sur tous les actes bizarres auxquels il s'abandonnait :

« N'est-il pas évident, lui disais-je, que tout cela tient au désordre de votre cerveau ? »

— Eh oui ! sans doute, je sais bien que je n'agis de la sorte que parce que je suis fou.

— Mais alors, que ne prenez-vous les moyens de recouvrer la raison ?

— Oh mon Dieu ! je le voudrais bien, mais vous qui étudiez les maladies mentales, vous devez savoir que cela n'est pas facile. Au reste, je puis me corriger, et je vous promets de ne plus rien faire de déraisonnable.

— Vous ferez bien, car en déchirant ainsi tous vos vêtements, il vous faudrait une grande fortune pour réparer chaque jour ces désordres.

— Oh ! oh ! quant à cela, je n'ai garde de m'en soucier ; Laffite, mon banquier y pourvoira avec cinq billions du revenu ; ce sont misères que cela.

— Vous plaisantez en parlant ainsi, vous ne possédez assurément pas une fortune aussi colossale ?

— Je vous l'affirme sur l'honneur..... mais, voyons, combien estimez-vous que je possède de revenus ?

— Trois ou quatre mille francs, peut-être ?

— Vous le pensez ? eh bien soit ! effectivement : je ne puis guère posséder davantage.

— Vous me trompiez donc ?

— Mais en vérité non ; ne suis-je pas fou ?

. . . .

Il est remarquable assurément, que la *folie et la raison* soient mélangées à ce point. Ne semble-t-il pas que l'intelligence de M. H... flotte incertaine entre les deux, influencée rapidement, tantôt par le délire, tantôt par une lumière intérieure qui lui fait connaître ses extravagances. Un fait psychologique paraît ici dominer tous les autres. C'est une insouciance profonde, je ne sais quel laisser aller, une sorte d'hébétude morale dans tout ce que dit le malade : tous ses actes en sont empreints. *La vérité et l'erreur* qu'il peut encore *apprécier* lui sont également indifférentes, l'impressionnent également, obtiennent, avec une égale facilité, son consentement et son adhésion. Sa volonté, sans énergie et comme dépouillée de sa spontanéité, est le jouet mobile des impulsions les plus opposées. M. H. ne pense plus, ne veut plus de lui-même et par lui-même ; il ne pense et ne veut qu'au gré et sous le bon plaisir d'autrui. Cependant il était en état de distinguer le bien du mal, le juste de l'injuste, il était facile de lui faire sentir son erreur, mais abandonné à lui-même, il redevient ce qu'il était auparavant. Une lésion spéciale, une sorte de relâchement, de collapsus de ses facultés morales avaient anéanti, en réalité, sinon quant aux apparences, sa *liberté morale*, sans apporter dans sa faculté de connaître et de juger un trouble saillant et durable.

DÉMENTS MEURTRIERS.

Je vais passer maintenant en revue certains cas de démence bien constatée où les individus se sont livrés au meurtre. Les malades, car ce sont de véritables malades, peuvent dit M. Tardieu, sans s'en rendre compte et sans être dirigés par une volonté active et libre se livrer à des actes répréhensibles parfois même criminels..... Des actes de violence, de mauvais coups peuvent aussi être l'œuvre de déments, qui, alors même que leurs facultés ne sont pas complètement éteintes doivent, dans le plus grand nombre des cas, être déclarés irresponsables. Il importe toutefois de remarquer que leur irresponsabilité ne sera pas fondée sur le fait d'une impulsion instinctive et irrésistible subie par lui, mais simplement sur l'obscurcissement du sens moral et sur le retour à l'enfance qui donne aux actes mêmes les plus violents un caractère de puérilité.

Les observations de ce genre particulier de délire me serviront de transition pour arriver à l'étude délicate de ces faits bizarres, inexplicables pour le monde, où le meurtre de soi-même, le meurtre d'au-

trui, le suicide ou l'homicide, sont venus frapper le
public de stupeur et faire traduire leurs auteurs devant la justice. Peut-être, en cherchant bien, ou
pour mieux dire en dirigeant sagement les investigations, eût-on constaté que les malheureux soi-disant
coupables n'étaient que de pauvres insensés obéis-
sant à une idée maladive, et plus dignes de la pitié
que de la justice des hommes.

Dans les pages précédentes, j'ai étudié et montré
l'état de l'intelligence chez les idiots, les imbéciles
et les déments. On a vu chez eux l'abolition complète
de tous les sentiments affectifs, l'absence de tous
sentiments de compassion, de pitié, partout l'égoïsme
et rien que l'égoïsme, tous pratiquant sur une vaste
échelle la maxime « chacun pour soi et Dieu pour
tous. » Puis à côté de cela, mobilité excessive dans
les idées, violence, brutalité même dans les désirs,
brutalité dont ils ne sont pas maîtres, dont ils ne se
rendent pas compte, incapables qu'ils sont d'apprécier la portée de l'acte qui en est le résultat. Joignez
à cette rapide esquisse une grande propension à se mettre en colère, la facilité et la ténacité avec lesquelles
s'implantent chez eux les idées en rapport avec leur
préoccupation, la grande accessibilité de leur esprit
à l'idée fixe, et si l'on veut bien songer que tous ces
désordres peuvent se produire sous des formes variées, peu distinctes, voilées même, par les plus
spécieuses apparences, on admettra sans peine les
opinions que je vais chercher à faire prévaloir.

Les cas où les déments ont été meurtriers (1) ne sont pas rares, en voici une exemple remarquable que j'ai recueilli dans le service de mon père :

C... entrée à l'asile en 1875, atteinte d'un délire des persécutions, est actuellement en pleine démence. C'est une femme petite, assez robuste, les yeux noirs, brillants, d'un caractère vif, emporté, brutal. A côté de cela, grande susceptibilité, sensiblerie, pleure facilement et presque toujours sans raison. Tranquille pendant un certain temps, elle rend des services dans la section, aidant volontiers les filles de salle ou se livrant à des travaux de couture. Jamais elle n'a voulu recevoir le moindre argent pour prix de son travail, et si à la suite d'observations, elle le prenait, elle le laissait à la surveillante. Elle avait toujours manifesté des idées homicides, ayant à se venger ou voulant se soustraire aux persécutions dont elle était l'objet, mais depuis longtemps ces idées dangereuses avaient disparu. Elles se réveillèrent récemment avec une énergie incroyable et C... ne parlait plus que de tuer. Elle voulait commencer par de vieilles gâteuses, qui ne lui avaient rien fait, il est vrai, mais qui pouvaient bien, à un moment donné, lui nuire. Elle comprenait tout ce qu'il y avait d'absurde dans ses soupçons et se mettait à pleurer, promettant de ne plus penser à ces « bêtises là. » A peine était-elle

---

(1) Je ne parlerai pas ici des déments suicides : Les faits sont si fréquents, si connus de tous qu'il n'y a pas lieu de s'y arrêter, ne fut-ce qu'un instant.

abandonnée à elle-même, que ces idées la reprenaient avec une nouvelle intensité. « Çà ne fait rien,
disait-elle, je voudrais bien un couteau pour les
tuer. » Bien que surveillée très-attentivement, elle
parvient cependant un jour à frapper plusieurs pauvres vieilles impotentes, ainsi que de jeunes idio-
tes (1). Aux reproches qui lui sont adressés, elle ré-
pond en riant que « c'était pour leur bien. » Puis un
instant après se met à pleurer, se sauve dans la
cour, se promène seule débitant une foule de choses
insignifiantes de paroles décousues..,.. etc.

M. L... est d'un caractère vif, susceptible, emporté. A la suite d'un violent accès de manie, il
tombe dans un état de prostration très-grande, avec
une explosion de sensibilité exagérée, larmes abon-
dantes, etc , en un mot, on observe chez lui tous les
signes de la démence. Actuellement, il est calme,
se promène seul, prononçant sans cesse les phrases
les plus incohérentes, au milieu desquelles cependant, *revient sans cesse* l'idée de tuer sa femme, etc.

Par ces deux exemples, nous voyons donc que
les idées de meurtre et même l'exécution ne se présentent pas seulement, ainsi qu'on est porté à le
croire chez des gens qui jouissent encore d'une

(1) A cette époque, il y avait encore dans les sections d'aliénées,
contrairement aux règlements, des enfants mélangées aux adultes.
Aujourd'hui, cet inconvénient n'existe plus : les deux catégories
sont parfaitement distinctes et séparées.

certaine dose de raisonnement, chez des gens atteints de délire partiel, de manie raisonnante. Ces
deux faits pris au hasard parmi tant d'autres, montrent que ces idées peuvent également se révéler
au sein de l'affaiblissement des facultés morales.
C..., L... parlent de tuer avec la même insouciance,
la même apathie que s'il se fût agi de tout autre
chose. C... réalise même, ou tout au moins essaye
de mettre son projet à exécution; elle n'en est em-
pêchée que par l'intervention des gens du service;
nul doute que M. L... de son côté n'eût passé des
menaces à l'accomplissement, si l'occasion s'en fût
présentée.

Parallèlement à ces faits où la démence est évi-
dente pour tout le monde, nous trouvons des cas
où cette déchéance intellectuelle ne se manifeste
que par un affaiblissement de certaines facultés, une
exaltation de certaines autres. Le malade a l'air
d'agir suivant un raisonnement juste, logique,
tandis qu'en réalité il ne fait que suivre fatalement
une impulsion maladive. Qu'on recherche soigneu-
sement, qu'on analyse attentivement les motifs de
son action, et là où le monde, la justice, verra un
criminel dangereux qu'il faut punir, un homme qui
de longue main a prémédité son crime, le médecin
lui, ne trouvera qu'un malheureux dont les facultés
intellectuelles, morales ou affectives sont affaiblies
ou perverties par les progrès de l'âge ou par toute
autre cause morbide. Qui n'admettrait en y réflé-
chissant le moins du monde, dans l'organisation in-

Moreau.   4

tellectuel de ces insensés, des dispositions spéciales propres à fomenter de pareilles idées criminelles? Que devient alors la liberté morale en face d'idées d'origine aussi suspecte, aussi peu normale?

Quelle somme de résistance supposera-t-on, que l'individu dans lequel elles ont germé, sera en état de leur opposer? Quelle sera sa responsabilité morale?

L'idée de responsabilité entraîne celle d'un phénomène de conscience qui en est inséparable, l'idée ou la conception du juste et de l'injuste, du bien et du mal, du mérite et du démérite, de l'obligation du devoir, de la récompense et de la punition. « L'idée du bien et du mal, a dit un philosophe moderne, ne repose que sur elle-même et sur la raison qui nous la révèle. En présence de tel ou tel fait destitué, aux yeux des sens, de tout caractère moral, l'entendement est constitué de telle sorte qu'il prend l'initiative et qualifie ce fait indifférent pour la sensibilité de juste ou d'injuste, de bon ou de mauvais.

Ainsi donc, ce pourquoi je puis vouloir ou ne pas vouloir, me détermine dans tel sens plutôt que dans tel autre, et ce qui donne à mes semblables, le droit de me demander compte de mes actes, de les approuver ou de les improuver, de récompenser ou de punir, constituent pour moi le libre arbitre et la responsabilité morale.

Toutes les fois qu'on a agité la question du libre arbitre, l'on s'est occupé de rechercher de quelles modifications il était susceptible, et l'origine de ces modifications a toujours été placée dans des influences extérieures.

On l'a considéré d'une manière purement abstraite, *un et toujours identique à lui-même*, ou du moins envisagé comme tel dans toutes les circonstances, on a dû lorsqu'il s'est agi des modifications ou changements auxquels il est soumis, ne tenir compte que de ses *rapports* avec les diverses puissances intellectuelles.

Dans ces rapports, et non *en lui-même*, on a voulu que s'effectuassent des changements dont il ne subirait, en quelque sorte que les apparences. Que si l'équilibre existant entre lui et les facultés affectives vient à se rompre, dans ces dernières, exclusivement, on a fait résider le principe du désordre. On admet que la liberté morale peut perdre de son énergie, d'une manière graduée et suivant que cet équilibre perd lui-même de sa stabilité, on dit de deux individus placés sous l'empire de passions dont la puissance varie, qu'ils ne jouissent pas l'un et l'autre d'une somme de liberté égale.

C'est ainsi que jusqu'à ce jour, les auteurs ont envisagé la liberté morale, son mode d'exercice, la nature des obstacles qui peuvent l'entraver, ou mieux, les changements qu'elle peut éprouver sous des influences diverses.

Je ne réprouve point leur manière de voir, mais j'ai la conviction qu'ils sont bien loin d'avoir envisagé la question sous toutes ses faces. Leurs raisonnements ne me semblent applicables qu'au seul cas où l'homme complétement soustrait, d'ailleurs, à l'action de toute cause détériorante de ses facultés mentales, se trouve, tout à coup, par suite de secousses morales violentes, en danger de perdre son libre arbitre. Or, on peut s'assurer qu'un pareil danger peut naître de causes infiniment plus variées.

Par des inductions tirées du développement comparatif des facultés morales chez l'homme et chez les animaux, j'ai prouvé, ou du moins essayé de prouver, que le libre arbitre est soumis à des modifications inhérentes à sa nature, inséparables de sa manière d'être, et dont la raison, la cause primitive est *dans lui* et non *hors de lui*.

L'exercice de la liberté suppose, préalablement celui de la volonté. L'idée de l'une donne celle de l'autre. Mais la volonté suppose elle-même, *a priori*, un autre acte de l'intellect, la perception.

Perception, *volonté*, *liberté* sont donc, de leur nature inséparables, essentiellement unies par des liens qui ne sont autres que les conditions mêmes de leur existence. Je n'ai pas besoin d'un grand effort d'esprit pour apercevoir que le sentiment intérieur que j'éprouve de ma liberté se lie nécessairement à ma faculté de connaître et de vouloir.

Qu'on me pardonne d'insister sur ces faits, mais ils sont la base des considérations dans lesquelles j'ai dû entrer relativement aux modifications du libre arbitre.

Il est vraiment étrange de voir avec quelle déplorable facilité l'idée du meurtre surgit dans le cer-

veau de certaines personnes jusque là exemptes de
toute espèce de désordre mental, et *a fortiori* chez
certains aliénés et les déments.

Dans ces cas extraordinaires, l'idée homicide
paraît constituer à elle seule toute la maladie. Elle
est, ou tout au moins paraît être le résultat d'une
véritable génération spontanée. Le malade se sent
tout à coup envahi par l'idée de tuer: sa conscience
à demi-endormie se réveille, se révolte; il essaie de
lutter, repousse loin de lui ses affreuses pensées;
mais s'il résiste un moment, peu à peu cette idée
devient plus pressante; son intelligence affaiblie
trouve des motifs, des raisons pour l'excuser, il se
familiarise avec l'idée du meurtre, la discute même,
y revient sans cesse, et à un moment donné finit
par y succomber. Le meurtre commis, le criminel
reste impassible, attend que la justice vienne le
chercher ou va de lui-même se remettre entre les
mains des magistrats, sans manifester le moindre
regret, et comme s'il avait fait une action toute simple. Un individu le gênait, à tort ou à raison, il s'en
débarrasse. Quoi donc de plus naturel?

S..., 64 ans, homme généralement aimé et estimé
pour sa droiture et son honnêteté, se plaignait
depuis quelques temps d'un affaiblissement de mémoire. En outre on remarquait qu'il avait par mo-
ments l'air étrange; mais il n'avait jamais eu ni
idées délirantes, ni hallucinations, et il était toujours parfaitement raisonnable. Une nuit, il se

réveilla après une perte séminale (M. Brierre de
Boismont a vu aussi l'idée délirante surgir à l'occasion d'une perte séminale), et il lui vint l'idée de
tuer son beau-fils futur qui couchait dans la même
chambre que lui. Il se lève, prend sur la commode
un rasoir et en porte un coup sur la gorge de D...
endormi. Celui-ci s'éveille et parvient à s'échapper.
Le médecin chargé de faire un rapport sur l'état
mental de S..., remarqua que, malgré sa lucidité,
il se laissait facilement entraîner dans des digressions interminables, et parlant raisonnablement des
détails, ne saisissait pas toute la gravité du crime
qu'il avait commis. En conséquence, le médecin dia-
gnostiqua un commencement de démence qui, après
quelques mois de séjour dans l'asile, devint manifeste (1).

B... cultivateur, 70 ans, bien conservé au physique comme au moral, est connu comme un homme
probe, honnête et intelligent. Ayant pris un valet de
ferme, il en fut bientôt mécontent et résolut de le
renvoyer. Il l'en prévint à temps et la veille du
départ, le paya sans lui adresser aucun reproche.
La journée se passa tranquillement. Le lendemain,
comme le valet allait quitter la ferme après le dé-
jeuner, B... fumant sa pipe, conçut tout à coup
l'idée de se venger du valet en le tuant. S'emparant
d'un fusil déjà chargé, il se rend au vestibule et se

(1) L. Meyer. *Allgem. Zeetschr. f. psych.*, XIX, p. 293.

cache dans une armoire devant laquelle le valet
devait passer. Mais comme celui-ci revint avec tous
les autres domestiques, B... qui risquait de frapper
une autre personne, remonte dans sa chambre, et
de là il ajusta avec le plus grand soin le valet qui
était à table et le tua. Pendant tout ce temps, l'idée
du mal que lui avait fait le valet occupait toute sa
pensée et ne laissait de place à aucune autre. Après
le meurtre, sans s'occuper des cris et sans répondre
aux interpellations, il se rendit dans la chambre de
ses enfants qu'il aimait tendrement, s'empara d'un
marteau et en assomma son fils endormi. Il s'appro-
cha ensuite du lit de sa fille dont les supplications
ainsi que la faible résistance ne l'empêchent pas de
lui asséner plusieurs coups sur la tête jusqu'à ce
qu'il la croie morte. Ces meurtres commis, il se
se remet de son propre gré aux mains de la justice.
Il fut enfermé dans la maison de force de Munich,
où il succomba au bout d'une année dans un état de
démence confirmée.

Si dans certains cas le *moi* succombe dans la lutte
contre l'impulsion irrésistible, contre l'idée devenue
fixe, il est des cas où cette lutte n'a pas lieu : l'impulsion et l'acte se confondent. Tel est le cas du cultivateur B.

« La préméditation, dit le D' Jacobi, dans sa
thèse, la circonstance que tous les moyens ont été

(2) Marc. *De la folie*, p. 117, T. II, observation *in extenso*.

très-bien combinés pour atteindre le but, ne peut
pas être considérée comme preuve de la liberté morale de l'individu avant et pendant l'acte ; le temps
écoulé entre la première apparition de l'idée et son
exécution, la durée des préparatifs ne prouvent rien
non plus. Les conditions spéciales dans lesquelles
ces faits se produisent sont particulières. Il faut, il
est indispensable que l'intelligence se trouve dans
un état de torpeur, que le cerveau manque de ce
léger *stimulus* qui lui est nécessaire, qu'il y ait un
vide dans l'intelligence et dans l'âme. En d'autres
termes, il faut que l'esprit affaibli ou voilé accepte
toute idée suggérée par quelque influence exté-
rieure, et toute la série des idées qui en découle ;
que l'association par contraste soit paralysée, que
les complexus d'idées qui constituent la conscience,
l'honneur, le respect des lois, les sentiments intimes, le *moi* de l'individu enfin, ne s'éveillent pas,
n'entrent pas en scène et ne puisse influencer la
décision, modifier ou annuler l'impulsion, l'idée
suggérée, comme cela a lieu dans l'état psychologique normal.

Tel est le phénomène qu'on remarque surtout aux
deux extrêmes de la vie : dans l'enfance, où le *moi*
n'existe pas encore, dans la vieillesse, où le *moi*
n'existe plus ou se trouve plus ou moins voilé.

Je n'insisterai pas plus longuement sur ces phénomènes psychologiques que chacun a présent à
l'esprit. Dans ce travail comme dans d'autres précédents, j'ai voulu faire naître le doute dans l'esprit

des magistrats chargés de l'examen de certains malheureux criminels.

Il est évident qu'ici je ne pourrais avoir en vue ces faits de démence bien constatés où le doute n'est pas possible, mais bien ces faits où ces malheureux n'ayant point conscience de leur délire, ont cependant un semblant de raison qui, aux yeux d'un public inexpérimenté, suffit pour les faire croire responsables de leurs actions. Les malades rangés dans cette catégorie sont pour ainsi dire sous l'influence d'un délire partiel qu'ils méconnaissent, se conduisent à la manière des autres hommes, dans ce qui a rapport aux idées, à l'entraînement desquelles ils cédent, etc'est à cet égard que je crois pouvoir les assimiler aux individus atteints de manie raisonnante.

Je sais bien qu'il y a entre eux une différence essentielle, et je ne voudrais pas qu'on poussât l'assimilation trop loin : les uns obéissent à leurs impulsions, du plein assentiment de leur volonté, sans qu'aucune arrière-pensée, nul sentiment intérieur d'opposition n'arrêtent la spontanéité de leur désir, tout légitimant l'action qu'ils vont commettre, ou plutôt, rien ne pouvant plus leur donner, même, l'idée que cette action pourrait ne pas être légitime ; l'opinion des autres hommes est absolument nulle à leurs yeux... etc...

Les autres, au contraire, tout en cédant à un sentiment intérieur non moins irrésistible, mais y cédant à leur insu, le condamnent, ne récusent point le jugement improbateur dont le frappent les autres hommes, et quelques-uns se soumettront patiemment à telle satisfaction qu'exigera la société, d'autres chercheront à l'éviter.

Je n'ignore pas quelles graves conséquences peuvent être déduites de ce qui précède. A quel point ces conséquences devront susciter dans l'esprit de l'hésitation et des inquiétudes, lorsqu'il s'agira d'apprécier avec une exactitude sévère certains faits déférés à notre jugement ; mais ces conséquences découlent de faits bien positifs et bien constatés : or l'autorité des faits est absolue, on ne saurait la décliner en vue d'aucune espèce de considération.

L'appréciation de l'état mental des déments tant dans les affaires criminelles que dans les affaires civiles, constitue un des points les plus difficiles et les plus délicats de la médecine légale.

Cette question, bien qu'étudiée avec le plus grand soin, par les auteurs les plus compétents en pareille matière, est loin cependant d'être élucidée : ainsi que le dit fort justement M. Foville, on ne peut que signaler les difficultés sans donner de règles fixes sur la manière de les résoudre. Chaque cas devra être scrupuleusement étudié dans tous ses détails et jugé suivant les circonstances qui lui sont propres.

Loin de moi la pensée de ne voir toujours et partout que des aliénés ; mais je le demande, combien ne pourrait-il pas se rencontrer dans le monde, vaquant en pleine liberté à leurs affaires, remplissant leurs devoirs sociaux, de gens dans une situation analogue à celle des individus dont j'ai cité les observations?

Nul doute que l'on n'en trouverait un certain nombre parmi les meurtriers, les accusés d'attentat à la pudeur ou autres justiciables des lois, si la justice ayant moins de répulsion pour l'ingérence médicale dans son domaine soumettait tous les coupables ou réputés tels, à un examen psychologique consciencieux et éclairé.

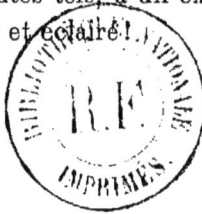

TABLE DES MATIÈRES.

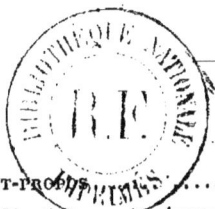

PARIS. — A. PARENT, IMPRIMEUR DE LA FACULTÉ DE MÉDECINE
Rue Monsieur-le-Prince, 29-31.

NOUVELLES PUBLICATIONS
A la Librairie de P. ASSELIN, place de l'Ecole-de-Médecine

DICTIONNAIRE ENCYCLOPÉDIQUE
DES
SCIENCES MÉDICALES

PUBLIÉ SOUS LA DIRECTION DE M. LE DOCTEUR

A. DECHAMBRE

Avec la collaboration d'un très grand nombre de professeurs, de médecins et chirurgiens
des hôpitaux civils et militaires et de la marine.

La première et la deuxième parties du tome II de la quatrième série
de la lettre F à la lettre L
et la première partie du tome XXI de la première série, de la lettre A à F.

Viennent de paraître

Aux librairies P. ASSELIN, place de l'École de Médecine,
et G. MASSON, rue Hautefeuille, 40.

ELLES CONTIENNENT LES PRINCIPAUX ARTICLES SUIVANTS :

Première série : CÔTES, par M. PAULET. COU (anatomie et pathologie), par
M. GILLETTE.

Quatrième série : FIÈVRES, par M. le Berquier. FISTULES, par M. SAMUEL POZZI.
FŒTUS, par M. PINARD. FOIE (Anatomie et Physiologie), par M. CHARPY.
FOIE (Pathologie), par M. RENDU.

Prix de chaque demi-volume, rendu franco de port dans toute la
France et l'Algérie, 5 fr.

LEÇONS DE CLINIQUE MÉDICALE
Par M. le Docteur MICHEL PETER
Professeur de pathologie interne à la Faculté de médecine de Paris,
Médecin de l'hôpital de la Pitié.

TOME PREMIER CONTENANT

Les maladies du cœur. — Les rétrécissements. — L'endartérite oblitérante
rescences artérielles. — Le rhumatisme aigu. — L'endocardite. — Les points
de côté. — La pleurésie. — Les pleurétiques. — La pneumonie du sommet. — Les
pneumoniques. — Les hémoptysiques.

2e édit. revue et corrigée. — 1 fort vol. in-8, avec fig., cart. à l'anglaise. Prix : 9 fr.

BULLETINS ET MÉMOIRES
DE LA
SOCIÉTÉ MÉDICALE DES HOPITAUX
TOME XIII année 1876.

1 vol. grand in-8 cartonné à l'anglaise. Prix 5 fr.

Paris. — A. PARENT, imprimeur de la Faculté de Médecine, rue M.-le-Prince, 29 et 31.

www.ingramcontent.com/pod-product-compliance
Lightning Source LLC
Chambersburg PA
CBHW070907210326
41521CB00010B/2099